MANEIRAS DE AUMENTAR OS NÍVEIS DE TESTOSTERONA

GUIA COMPLETO SOBRE TESTOSTERONA

HERB LAWRENCE

Conteúdo

capítulo 1

QUE EFEITOS OS HORMÔNIOS TÊM NO CORPO DE UM HOMEM

Capítulo 2

PELÍCULAS DE TESTOSTERONA

Capítulo 3

HIPOGONADISMO

Capítulo 4

ALTERAÇÕES RELACIONADAS À IDADE NA TESTOSTERONA

capítulo 5

MÉTODOS COMPROVADOS PARA AUMENTAR A TESTOSTERONA NATURALMENTE

Capítulo 6

ALIMENTOS COM BAIXA TESTOSTERONA

Capítulo 7

SUPLEMENTOS PARA AUMENTAR TESTOSTERONA

capítulo 8

OS EFEITOS DO ÁLCOOL NA TESTOSTERONA

capítulo 1

O PAPEL DOS HORMÔNIOS NOS HOMENS

Para produzir esperma, a testosterona estimula a atividade das células nos testículos. A saúde geral também depende dos níveis de testosterona. A saúde óssea é melhorada e a disposição e a libido são influenciadas como resultado. A conversão de alguma testosterona em estrogênio, o hormônio sexual feminino, é necessária para a saúde óssea.

Simplificando, os hormônios são cruciais para o sistema reprodutor masculino. Eles influenciam a fertilidade de um homem e são, em última análise, responsáveis pelos impulsos sexuais.

QUE EFEITOS OS HORMÔNIOS TÊM NO CORPO DE UM HOMEM

Um dos hormônios mais importantes é a testosterona. Demonstrou-se que melhora a libido, a massa muscular, a memória e os níveis de energia. Mas à medida que os homens envelhecem, seus níveis de testosterona caem naturalmente. Entre 20% e 40% dos homens com mais de 40 anos sofrem de hipogonadismo, uma doença médica tratada com medicamentos de reposição de testosterona.

UM OLHAR SOBRE AS REPERCUSSÕES DA TESTOSTERONA PARA O CORPO HUMANO

Para os homens, a testosterona é um hormônio crucial. Em um homem, a produção de testosterona pode começar tão cedo quanto sete semanas após a concepção. Durante a puberdade, os níveis de testosterona aumentam, atingem o pico no final da adolescência e depois se estabilizam. Os níveis de testosterona dos homens diminuem naturalmente a uma taxa lenta, mas constante, além dos 30 anos.

Na maioria dos casos, os caras têm muita testosterona. No entanto, baixos níveis de testosterona podem ocorrer em homens. O hipogonadismo é a condição médica que se segue. O tratamento de reposição hormonal, que deve ser prescrito por um médico e monitorado de perto, pode ajudar. Quando os níveis de testosterona são normais, um homem não deve tomar suplementos de testosterona.

Os níveis de testosterona nos homens têm efeitos de longo alcance, influenciando tudo, desde a saúde reprodutiva e desejo sexual até a força física e a densidade óssea. Além disso, influencia algumas ações.

UM OLHAR SOBRE O SISTEMA ENDÓCRINO

Os hormônios são produzidos pelas glândulas que compõem o sistema endócrino. A glândula pituitária recebe instruções sobre a quantidade de testosterona a ser produzida pelo hipotálamo no cérebro. Depois de receber o sinal, a glândula pituitária o retransmite para os órgãos reprodutores masculinos. Embora os testículos sejam responsáveis por produzir a grande maioria da testosterona, as glândulas supra-renais, que ficam acima dos rins, também contribuem com uma quantidade menor. Baixos níveis de testosterona são produzidos pelas glândulas supra-renais e ovários nas mulheres.

A testosterona desempenha um papel no desenvolvimento da genitália masculina antes mesmo de um cara nascer. Na puberdade, a testosterona causa o crescimento de características masculinas como voz mais profunda, barba e pêlos no corpo. O desenvolvimento do músculo e a excitação para se envolver em atividade sexual são mais dois benefícios. A adolescência é marcada por um aumento dramático na produção de testosterona, que atinge seu pico no final da adolescência ou início dos 20 anos. Aproximadamente 1% da testosterona é perdida a cada ano após os 30 anos.

A FISIOLOGIA DA REPRODUÇÃO

A testosterona desempenha um papel na formação da genitália masculina a partir da sétima semana de gravidez. Os testículos e o pênis aumentam durante a puberdade como resultado de um aumento na produção de testosterona. Diariamente, os testículos criam novos espermatozóides e um novo fluxo de testosterona.

A disfunção erétil tem sido associada à diminuição dos níveis de testosterona em homens (DE). A medicação crônica de reposição de testosterona tem sido associada a uma queda na contagem de espermatozóides. Além do aumento da próstata, a terapia com testosterona tem sido associada à atrofia testicular e diminuição da virilidade. Em homens que tiveram câncer de próstata ou de mama, o uso de tratamento de reposição de testosterona não é recomendado.

SEXUALIDADE

Testículos, pênis e pêlos pubianos se desenvolvem em resposta ao aumento dos níveis de testosterona durante a adolescência. Músculos e cabelos começam a brotar, e uma voz mais profunda surge. O aumento do desejo sexual é uma consequência natural dessas alterações.

O velho ditado "use ou perca" não é completamente falso. Se os níveis de testosterona de um homem estiverem baixos, ele pode perder o interesse em ter relações sexuais com outros homens. Tanto o interesse sexual quanto a atividade aumentam os níveis de testosterona. Quando um homem é sexualmente inativo por um longo período, seus níveis de testosterona podem cair. Da mesma forma que o baixo estrogênio, a baixa testosterona pode causar disfunção erétil (DE).

ANATOMIA DO CÉREBRO E MEDULA ESPINHAL

O corpo tem um sistema para gerenciar a testosterona, enviando mensagens através de hormônios e substâncias químicas que são liberadas na corrente sanguínea. Os testículos recebem suas instruções para produzir testosterona da glândula pituitária, que por sua vez as recebe do hipotálamo no cérebro.

Agressão e desejo de ser dominante são dois dos comportamentos que podem ser influenciados pela testosterona. Também incentiva a competição saudável e melhora a confiança. Participar de atividades competitivas pode aumentar ou diminuir os níveis de testosterona de um homem, assim como a atividade sexual. Ter baixos níveis de testosterona pode fazer você se sentir deprimido e sem inspiração. Também pode tornar um homem infeliz ou afetar sua concentração. Níveis reduzidos de testosterona estão associados à fadiga e distúrbios do sono.

É crucial destacar, no entanto, que a testosterona é simplesmente um componente que determina os traços de personalidade. Há, sem dúvida, mais elementos biológicos e ambientais em jogo.

FOLÍCULOS E COURO

À medida que um homem vai da infância à maturidade, a testosterona estimula o crescimento de pelos no rosto, nas axilas e ao redor dos genitais. Os braços, pernas e peito não são imunes ao crescimento do cabelo.

Um homem com níveis de testosterona em declínio realmente pode perder alguns pelos do corpo. A medicação de reposição de testosterona vem com alguns efeitos colaterais potenciais, incluindo acne e crescimento da mama. Os adesivos de testosterona podem causar um leve desconforto na pele. Os géis tópicos podem ser mais fáceis de usar, mas deve-se ter muito cuidado para evitar espalhar a testosterona para outra pessoa pelo contato pele a pele.

HÁ MÚSCULO, GORDURA E OSSO

O envolvimento da testosterona no processo de ganho de massa e força muscular é apenas um dos muitos. A testosterona aumenta os níveis de neurotransmissores que estimulam a expansão do tecido. Também desencadeia a síntese de proteínas interagindo com os receptores nucleares de DNA. Os níveis de hormônio do crescimento são elevados pela testosterona. É por isso que malhar é tão eficaz para o ganho muscular.

A testosterona aumenta a densidade óssea e diz à medula óssea para gerar glóbulos vermelhos. Homens com níveis muito baixos de testosterona são mais propensos a sofrer fraturas e fraturas ósseas.

A testosterona também ajuda o metabolismo da gordura, tornando mais fácil para os homens perder peso. A gordura corporal aumenta com a diminuição dos níveis de testosterona.

As injeções de testosterona no tecido muscular por um profissional médico são um método de entrega do hormônio para a terapia de reposição de testosterona.

SISTEMA DO CORAÇÃO E VASOS SANGUÍNEOS

Como um hormônio, a testosterona circula por todo o corpo. Seu nível de testosterona só pode ser determinado com certeza medindo-o. Um exame de sangue é normalmente necessário para isso.

A produção de glóbulos vermelhos é estimulada pela testosterona na medula óssea. E há evidências de pesquisas de que a testosterona pode até ser boa para o sistema cardiovascular. No entanto, tem havido evidências conflitantes de pesquisas que analisam o impacto da testosterona nos lipídios, na hipertensão e na coagulação do sangue.

Investigações recentes sobre os efeitos da terapia com testosterona no sistema cardiovascular produziram resultados inconsistentes, e esta pesquisa ainda está em andamento. Contagens elevadas de células sanguíneas podem resultar da terapia injetável de testosterona intramuscular. A retenção de líquidos, uma contagem elevada de glóbulos vermelhos e alterações nos níveis de colesterol são efeitos negativos adicionais do tratamento de reposição de testosterona.

TESTOSTERONA COMO FUNCIONA

Os níveis de testosterona nos homens são estritamente regulados para mantê-los em uma faixa saudável e, embora tendam a ser mais altos pela manhã e caírem durante o dia, nunca ficam muito altos. Os principais reguladores da produção de testosterona testicular incluem o hipotálamo e a glândula pituitária. Como resultado do hipotálamo secretando hormônio liberador de gonadotrofina, a glândula pituitária gera hormônio luteinizante, que então entra na corrente sanguínea e estimula as gônadas a produzir e liberar testosterona.

Há um ciclo de feedback negativo pelo qual níveis elevados de testosterona no sangue reduzem a liberação hipotalâmica do hormônio liberador de gonadotrofina, que por sua vez reduz a síntese hipofisária do hormônio luteinizante. Como resultado, os níveis de testosterona caem, o feedback negativo enfraquece e o hipotálamo volta a secretar o hormônio liberador de gonadotrofina.

O QUE ACONTECERIA SE MEUS NÍVEIS DE TESTOSTERONA FORAM EXCESSIVOS

Os efeitos fisiológicos dos níveis elevados de testosterona variam com a idade e o sexo. Demasiada testosterona é difícil de detectar em homens adultos, pois é incomum que os homens adquiram uma doença que os leve a criar muita testosterona. Mais claramente, muita testosterona pode causar desenvolvimento genital aberrante em meninas e um falso surto de crescimento em crianças pequenas. A puberdade precoce e a infertilidade são dois dos muitos resultados negativos dos níveis elevados de testosterona, que podem afetar ambos os sexos.

Um possível sinal de síndrome do ovário policístico em mulheres é níveis elevados de testosterona no sangue. Acne, pêlos corporais e faciais (chamados hirsutismo), perda de cabelo na coroa, aumento de volume e uma voz mais profunda são todos os possíveis efeitos colaterais desta doença em mulheres.

Níveis excessivos de testosterona também podem ser causados por vários distúrbios médicos. Resistência androgênica, hiperplasia adrenal em bebês e câncer de ovário estão todos nesta categoria.

Nos homens, a produção de testosterona e esperma nos testículos é reduzida enquanto eles estão em esteróides anabolizantes (feitos de hormônios androgênicos) porque a secreção de hormônio luteinizante e hormônio folículo estimulante da glândula pituitária é suprimida. Os esteróides anabolizantes têm sido associados a vários efeitos negativos à saúde dos homens, incluindo redução da libido, afinamento dos testículos e desenvolvimento do tecido mamário. Trabalhar demais o fígado para eliminar os esteróides anabolizantes pode levar a sérios problemas de saúde. Alterações no comportamento (como irritação aumentada) também podem vir à tona. Como uma alta concentração de testosterona, seja natural ou sintética, pode promover a masculinização (virilização), os esteroides anabolizantes também criam efeitos indesejáveis em mulheres que os tomam consistentemente.

O QUE ACONTECERIA SE MEUS NÍVEIS DE TESTOSTERONA ESTIVEREM MUITO BAIXOS

A falta de testosterona fetal pode impedir o pleno amadurecimento dos traços masculinos. A falta de testosterona durante a puberdade pode interromper o crescimento de um menino e ele pode não ter um surto de crescimento típico. As alterações no tom vocal da criança, o crescimento dos pêlos pubianos e o tamanho do pênis e dos testículos podem ser retardados. Meninos com baixos níveis de testosterona podem apresentar atraso na puberdade, perda de massa muscular e crescimento desproporcional contínuo dos braços e pernas.

Baixos níveis de testosterona em homens em idade reprodutiva têm sido associados a uma perda de massa muscular, calvície e uma aparência enrugada e "semelhante a um pergaminho" da pele. Os níveis de testosterona diminuem naturalmente nos homens à medida que envelhecem. Na mídia, isso às vezes é chamado de menopausa masculina (andropausa) (andropausa).

Baixos níveis de testosterona têm sido associados a distúrbios de humor, ganho de peso, perda muscular, ereções e desempenho ruins no quarto, fragilidade óssea, perda de memória, problemas de concentração e sono perturbado. A pesquisa atual revela que esse impacto ocorre em apenas uma minoria (aproximadamente 2%) dos homens idosos. Muitos estudos estão sendo conduzidos atualmente para aprender mais sobre os efeitos da testosterona em homens mais velhos e os potenciais benefícios do tratamento de reposição de testosterona.

Capítulo 2

PELÍCULAS DE TESTOSTERONA

Após o implante de pílulas de testosterona, um paciente pode se sentir mais energizado, dormir melhor e ter uma qualidade de vida geral melhor. Ganhos na densidade muscular e óssea são possíveis, juntamente com uma redução na gordura corporal. Força, coordenação e desempenho físico podem melhorar para alguns pacientes.

SAIBA MAIS SOBRE A TESTOSTERONA

Um dos hormônios mais importantes é a testosterona. Demonstrou-se que melhora a libido, a massa muscular, a memória e os níveis de energia. Mas à medida que os homens envelhecem, seus níveis de testosterona caem naturalmente.

Um relatado de 20 a 40 por cento dos homens idosos têm um problema médico denominado hipogonadismo e precisam de tratamento de reposição de testosterona (TRT). Mas há desvantagens no TRT, incluindo a chance de doença cardíaca, contagem excessiva de glóbulos vermelhos e outros distúrbios.

Obter a dose adequada do mecanismo correto de administração da terapia hormonal é crucial para um resultado positivo. Você pode obter adesivos, loções, injeções ou até mesmo pílulas de testosterona.

Os pellets podem ser uma excelente opção para aqueles que desejam uma dose constante e de longo prazo. Você e seu médico podem conversar sobre as muitas estratégias de tratamento disponíveis para você.

PELÍCULAS DE TESTOSTERONA

Uma pequena pílula de testosterona, como Test Opel, está disponível. Eles contêm testosterona cristalina e medem 3 mm por 9 mm. Eles são implantados sob a pele e liberam gradualmente testosterona durante o período de três a seis meses.

Os pellets são implantados por via subcutânea, geralmente perto do quadril, durante uma cirurgia rápida e fácil realizada no consultório do seu médico.

Um tipo de terapia de reposição de testosterona de longa duração, essas pílulas duram um ano inteiro. Eles precisam fornecer um fluxo constante de testosterona, geralmente o suficiente para durar quatro meses.

DIAGNÓSTICO DA DOSE ÓTIMA

Pode demorar um pouco para encontrar a dose ideal que trata efetivamente seus sintomas de baixa testosterona. Efeitos colaterais perigosos, como um aumento na contagem de glóbulos vermelhos, podem ser causados por um excesso de testosterona (RBC). De acordo com estudos, existem perigos adicionais associados a altos níveis de testosterona.

Algumas pessoas podem ter problemas para determinar uma dosagem apropriada. É possível identificar a dose ideal para o seu corpo trabalhando com o seu médico, que também poderá orientá-lo para a estratégia de tratamento ideal.

DOSAGEM DE TESTOSTERONA: OS ALTOS E BAIXOS

Tratamentos tópicos fáceis de autoadministrar, como cremes, géis, comprimidos bucais, spray nasal (nates), solução nas axilas (axion) e adesivos requerem aplicação regular.

Você também corre o risco de expor erroneamente mulheres e bebês ao contato com quantidades excessivas de testosterona.

As injeções têm o potencial de persistir por mais tempo e evitar os problemas de contato das abordagens acima mencionadas. Ainda assim, o desconforto no local da injeção é uma possibilidade. Você tem que ir a um profissional de saúde ou aprender a se injetar.

Alguns dos efeitos colaterais desagradáveis do TRT são atribuíveis aos altos e baixos da dose de testosterona com métodos convencionais de administração.

Os níveis de testosterona, após serem artificialmente aumentados com injeções, podem flutuar amplamente entre muito altos e muito baixos. Pode haver uma mudança dramática no humor, libido e níveis de energia como resultado.

Estrogênios como o estradiol são produzidos quando a testosterona é quebrada em seus níveis máximos de exposição. Essa quantidade de estrogênio pode potencialmente contribuir para o desenvolvimento e a dor da mama.

TRT TAMBÉM PODE CAUSAR OS SEGUINTES EFEITOS INDESEJADOS

apnéia do sono

acne

baixa contagem de esperma

seios maiores que a média

atrofia testicular

RBC aprimorado

Colocação de implantes de pellets

O tempo médio para uma cirurgia de implante é de cerca de 10 minutos.

Depois de esfregar a parte superior do quadril ou nádegas, um anestésico local é administrado sob a pele para aliviar qualquer dor. Uma pequena incisão é feita.

Com a ajuda de um trocarte, pequenas bolinhas de testosterona são inseridas sob a pele. Na maioria dos casos, serão implantados dez a doze pellets. Após cerca de 4 meses, você precisará repetir o processo porque os efeitos desapareceram.

PELLETS PODEM TER CERTOS EFEITOS NEGATIVOS, EMBORA

Há benefícios em usar pellets como uma estratégia de dosagem de longo prazo para baixos níveis de testosterona, mas também há desvantagens.

Os pellets podem "extrudar" através da pele ou desenvolver uma infecção, em raras ocasiões. A infecção ocorre em apenas cerca de 0,3 a 0,4% dos casos e a extrusão ocorre em apenas cerca de 0,3 a 1,1% dos casos, portanto, isso é extremamente incomum.

É necessário outro procedimento cirúrgico para adicionar pellets, dificultando o ajuste fácil da dosagem.

Antes de iniciar a terapia com pílulas de testosterona, é recomendável que você determine sua dose ideal de testosterona usando um método alternativo de administração diária de testosterona (como cremes ou adesivos). Obtenha alguns conselhos do seu médico sobre isso.

Você é um candidato a pílulas de testosterona depois de ter encontrado uma dose eficaz na qual você está experimentando as vantagens sem experimentar um aumento nos glóbulos vermelhos ou outros efeitos adversos.

PELLETS DE TESTOSTERONA PURA PARA FÊMEAS

As mulheres também estão passando por terapia com testosterona, apesar da controvérsia em torno dela. TRT, com ou sem estrogênio extra, tem sido usado para tratar o problema do desejo sexual hipoativo em mulheres na pós-menopausa.

Como resultado, as pessoas relatam níveis mais altos de desejo sexual, orgasmos mais frequentes e maior satisfação geral.

PODE HAVER TAMBÉM SINAIS DE PROGRESSO NAS SEGUINTES ÁREAS

Massa muscular magra

Massa óssea

resultados do teste de QI

Vitalidade do coração

No entanto, fornecer a terapia de baixa dose que as mulheres precisam é um desafio no momento. Apesar do fato de que as pílulas de testosterona têm sido usadas por mulheres, não houve estudos abrangentes realizados para avaliar os perigos, principalmente no que diz respeito ao surgimento de doenças malignas.

Também é considerado "off-label" administrar pellets de testosterona a pacientes do sexo feminino. O que isso significa é que um medicamento com US Something aprovado pela Food and Drug Administration (FDA) para um propósito é usado para outro.

O medicamento não se destina a tal uso, mas um médico é livre para utilizá-lo da maneira que achar melhor. Como o FDA supervisiona apenas a fabricação e distribuição de produtos farmacêuticos, e não sua aplicação clínica, esse é o caso. Como resultado, seu médico é livre para prescrever um medicamento da maneira que achar melhor.

DISCUTA SEUS SINTOMAS COM SEU MÉDICO

Converse com seu médico sobre como fazer terapia com testosterona. Depois de encontrar uma dose que funcione com seu corpo, você pode explorar a melhor abordagem que funciona para você.

O compromisso com o TRT é de longo prazo. Pílulas de testosterona implicam em consultas médicas adicionais e provavelmente mais despesas. Há desvantagens, é claro, mas também há vantagens, como não ter que se injetar todos os dias e não ter que se preocupar com outras pessoas recebendo testosterona.

É PREJUDICIAL TER BAIXA TESTOSTERONA

" low T", abreviação de baixa testosterona, é uma doença prevalente que afeta os homens à medida que envelhecem. A produção normal de testosterona diminui gradualmente com o envelhecimento. De acordo com a Urology Care Foundation, cerca de 20% dos homens na faixa dos 60 anos têm baixos níveis de testosterona. Essa porcentagem salta para 30% entre os homens com 70 anos ou mais. Cerca de cinquenta por cento dos homens na casa dos oitenta anos veem um declínio na testosterona.

TESTOSTERONA POR QUE OS HOMENS PRECISAM

Os testículos de um homem criam o hormônio sexual conhecido como testosterona. Este hormônio é importante no desenvolvimento da genitália de um menino. A testosterona é essencial para a maturação dos corpos dos meninos em homens durante a puberdade. Promove o crescimento de pêlos faciais, desenvolvimento muscular e uma voz mais profunda. A testosterona é crucial para a libido de um homem até a idade adulta.

NÍVEIS BAIXOS DE TESTOSTERONA CAUSAM O QUE

Os níveis de testosterona diminuem naturalmente com a idade. Há algumas evidências de que os níveis de testosterona de um homem diminuem com a idade. Níveis baixos de testosterona podem ser causados por mais do que apenas envelhecer. Danos aos testículos ou exposição a drogas ou radiação contra o câncer são exemplos de tais eventos. Doenças hipofisárias e medicamentos que influenciam a hipófise, como esteróides, são mais dois gatilhos potenciais.

Efeitos da baixa testosterona na atividade sexual

As repercussões da baixa testosterona na saúde de um homem são reais e significativas, principalmente em termos de sua vida sexual. Baixos níveis de testosterona em homens podem dificultar a obtenção e manutenção de uma ereção.

Eles podem não ter ereções tão regulares ou tão fortes quanto costumavam. O desejo de ter atividade sexual (libido) nos homens também diminui quando os níveis de testosterona caem. Qualquer um ou todos estes podem resultar em atividade sexual menos frequente. Os efeitos nas parcerias românticas podem ser substanciais.

REPERCUSSÕES ALTERNATIVAS DA BAIXA TESTOSTERONA

Ter baixos níveis de testosterona afeta mais do que apenas sua libido e desejo de se envolver em atividade sexual. Além disso, pode induzir outros sintomas. Alguns dos seguintes sinais podem se apresentar se T baixo for a causa

O ganho de peso

sentindo-se menos energizado do que o habitual

diminuição da massa muscular e aumento da gordura

triste e para baixo

lutando para se concentrar

CONSIDERAÇÕES SOBRE A SAÚDE

As repercussões da baixa testosterona no corpo podem ser devastadoras a longo prazo. Para os homens, níveis baixos podem levar à fraqueza óssea e até osteoporose. Pessoas com osteoporose são muito mais propensas a sofrer lesões.

Ter baixa testosterona tem sido associado a um risco aumentado de morrer de doenças cardíacas e outros motivos, de acordo com pesquisa publicada no Journal of Clinical Endocrinology.

A AVALIAÇÃO DE BAIXA TESTOSTERONA

A redução do desejo sexual ou problemas para manter uma ereção são sinais de que uma visita ao médico é necessária. A baixa testosterona pode ser diagnosticada com um simples exame de sangue no consultório médico. Os níveis de testosterona flutuam ao longo do dia, então você pode precisar fazer o teste mais de uma vez. Seu médico pode tirar sangue logo pela manhã, quando os níveis de testosterona estão normalmente no pico.

O PROCESSO DE TRATAMENTO DE BAIXA TESTOSTERONA

A terapia de reposição com testosterona pode ser recomendada se seus níveis estiverem baixos. A Urology Support Foundation relata que a maioria dos homens que sofrem de baixa testosterona aplica gel de testosterona em seus braços e ombros. Você também pode aplicar uma injeção em um músculo ou colocar um adesivo que libera lentamente testosterona na corrente sanguínea. Pelotas subcutâneas são outra opção. Além da terapia injetável, estão disponíveis terapias de reposição oral. O crescimento do câncer pode ser alimentado pela testosterona, portanto, não é recomendado que homens com câncer de próstata a tomem.

SABER QUANDO VOCÊ PRECISA DE TERAPIA

Muitas empresas farmacêuticas começaram recentemente a comercializar medicamentos para tratar baixos níveis de testosterona (ou "baixo T"). Um trabalho de pesquisa divulgado em 2011 descobriu que o número de homens com mais de 40 anos que usaram a terapia com testosterona aumentou entre 2001 e 2011. Se você estiver com sintomas de testosterona baixa, deve fazer o teste para ter certeza de que realmente precisa de tratamento.

Capítulo 3

HIPOGONADISMO

O hipogonadismo é caracterizado pela produção baixa ou ausente de hormônios sexuais pelas gônadas. Adolescentes e adultos de ambos os sexos são vulneráveis. A falta de desejo sexual ou libido é um sintoma desta doença. O hipogonadismo, também conhecido como déficit de gônadas, é caracterizado pela ausência de um ou ambos os testículos.

EXPLIQUE O HIPOGONADISMO

O hipogonadismo é uma condição na qual os testículos e ovários produzem quantidades insuficientes de hormônios sexuais. Os testículos e os ovários são os dois principais componentes das glândulas sexuais, muitas vezes conhecidas como gônadas. Hormônios secretados por ambos os sexos desempenham um papel na regulação de características sexuais secundárias, como o crescimento do tecido mamário nas fêmeas e testículos nos machos, bem como a produção de pêlos na região pubiana. O ciclo menstrual e a produção de esperma dependem dos hormônios sexuais.

O hipogonadismo é uma condição na qual um ou ambos os testículos são subdesenvolvidos. Quando ocorre em homens, pode ser chamado de testosterona sérica baixa ou andropausa.

A maioria dos pacientes que recebem tratamento para esta doença melhora significativamente.

EXATAMENTE QUANTAS FORMAS DISTINTAS DE HIPOGONADISMO EXISTEM

O hipogonadismo primário e central são as duas categorias desse distúrbio.

Hipogonadismo do hipotálamo primário

Para simplificar, se você tem hipogonadismo primário, suas gônadas não estão produzindo hormônios sexuais suficientes. Seu cérebro ainda está enviando sinais para suas gônadas para produzir hormônios, mas suas gônadas são incapazes de realmente fazê-lo.

HIPOGONADISMO CENTRADO NO CORPO

Quando você tem hipogonadismo central, o problema está no nível cerebral. O mau funcionamento de suas gônadas é devido a problemas com o hipotálamo e a glândula pituitária.

POR QUE O HIPOGONADISMO OCORRE

O hipogonadismo primário tem várias causas.

doenças causadas pelo próprio corpo atacando incluem Addison e hipoparatireoidismo.

Síndrome de Turner, síndrome de Klinefelter e outras doenças genéticas doenças perigosas, principalmente caxumba testicular Doenças crônicas do fígado e rins Ter testículos que ainda não desceram hemocromatose, uma condição causada por uma quantidade excessiva de ferro absorvido Contaminação com Radiação alteração da genitália .

POSSÍVEIS CAUSAS DE HIPOGONADISMO CENTRAL INCLUEM

doença dos genes, como desenvolvimento hipotalâmico anormal da síndrome de Kalman

PROBLEMAS COM A GLÂNDULA HIPÓFISE

doenças com inflamação, como sarcoidose, tuberculose e histiocitose

OBESIDADE

perder quilos rapidamente

Deficiências na nutrição

injeção de esteróides ou opióides

Procedimento cirúrgico no cérebro

Contaminação com Radiação

Se você sofreu danos no hipotálamo ou na hipófise, pode ter problemas para controlar suas emoções.

a presença de um tumor sobre ou perto da glândula pituitária

EXPLIQUE OS SINAIS DE HIPOGONADISMO

falta de menstruação

insuficiente ou nenhum desenvolvimento mamário

a ocorrência de calor súbito e intenso

calvície é a perda de cabelo de qualquer parte do corpo.

ausência ou dificuldade em manter o desejo sexual

secreções mamárias leitosas

OS HOMENS PODEM TER OS SEGUINTES SINTOMAS, ENTRE OUTROS

queda de cabelo

diminuição da massa muscular

Desenvolvimento incomum dos seios

retardo de crescimento peniano e testicular

ED, ou impotência,

osteoporose

ausência ou dificuldade em manter o desejo sexual

infertilidade

fadiga

a ocorrência de calor súbito e intenso

Problema de foco

COMO OS PROFISSIONAIS MÉDICOS IDENTIFICAM HIPOGONADISMO EM UM PACIENTE

Para garantir que seu desenvolvimento sexual esteja no caminho certo para sua idade, seu médico fará um exame físico. Eles podem dar uma olhada em sua musculatura, cabelo e genitália.

TESTES PARA HORMÔNIOS

Primeiro, seu médico provavelmente avaliará seus nívcis de hormônios sexuais se suspeitar de hipogonadismo. Para determinar os níveis de hormônio folículo-estimulante (FSH) e hormônio luteinizante (LH), será necessário um exame de sangue. Os hormônios reprodutivos são produzidos pela glândula pituitária.

Se acontecer de você ser uma mulher, seus níveis de estrogênio serão verificados. A testosterona de um homem será verificada. Os níveis hormonais são normalmente medidos logo pela manhã. Seu médico também pode solicitar uma análise de sêmen se você for homem e quiser saber quantos espermatozoides você tem. Uma baixa contagem de espermatozóides pode ser uma indicação de hipogonadismo.

Para confirmar um diagnóstico e descartar possíveis razões, seu médico pode realizar exames de sangue adicionais.

A produção de hormônios sexuais pode ser afetada pelos níveis de ferro. Seu médico pode realizar um exame de sangue para procurar sinais de hemocromatose, que causa níveis anormalmente altos de ferro no sangue.

Os níveis de prolactina são outra coisa que seu médico pode querer verificar. Embora seja mais prevalente no sexo feminino, a prolactina é um hormônio presente em ambos os sexos que estimula o crescimento e a produção de tecido mamário e leite em mães lactantes.

Os níveis de hormônio da tireóide são outra coisa que seu médico pode analisar. Sintomas semelhantes ao hipogonadismo também podem ser causados por problemas de tireóide.

EXAMINANDO A IMAGEM

As técnicas de diagnóstico por imagem estão se tornando muito mais difundidas. Com o auxílio de ondas sonoras, um ultrassom pode produzir uma imagem dos ovários, permitindo um exame minucioso do sistema reprodutor.

Se o seu médico suspeitar que você tem um tumor na glândula pituitária, ele pode solicitar uma ressonância magnética ou tomografia computadorizada para detectá-lo.

HIPOGONADISMO EM MULHERES COMO TRATAR

O tratamento para as mulheres envolverá um aumento nos níveis de hormônios sexuais femininos.

Se você fez uma histerectomia, a medicação de estrogênio provavelmente será sua primeira linha de defesa. O estrogênio adicionado pode ser tomado por via oral ou através de um adesivo transdérmico.

Se você não fez uma histerectomia, seu médico pode prescrever uma combinação de estrogênio e progesterona para reduzir sua chance de desenvolver câncer de endométrio causado por altos níveis de estrogênio. Se você estiver tomando estrogênio, tomar progesterona pode ajudar a reduzir o risco de desenvolver câncer de endométrio.

Os sintomas podem ser tratados especificamente usando remédios alternativos. A redução da libido pode ser ajudada por baixas doses de testosterona. Injeções de gonadotrofina coriônica humana e/ou comprimidos de FSH são usados para induzir a ovulação em mulheres que têm problemas para engravidar ou menstruar regularmente.

TRATAMENTO DE HIPOGONADISMO PARA HOMENS

O hormônio sexual masculino é chamado de testosterona. O tratamento para hipogonadismo em homens geralmente envolve terapia de reposição de testosterona. A terapia de reposição de testosterona pode ser obtida por

Injeção

Correção

gel

pastilha

As injeções de hormônio liberador de gonadotrofina podem causar puberdade ou estimular a espermatogênese.

MEDICAMENTO PARA HIPOGONADISMO PARA AMBOS OS SEXOS

Quando um tumor da glândula pituitária é o culpado pelo hipogonadismo, o tratamento é o mesmo para ambos os sexos. Os métodos que podem ser usados em um esforço para reduzir ou eliminar o tumor incluem

radiação

medicamento

cirurgia

COMO AS COISAS PARECERAM NA ESTRADA

O hipogonadismo é um distúrbio de longo prazo que pode exigir terapia para o resto da vida, a menos que seja causado por algo que possa ser remediado. Se você parar de tomar sua medicação hormonal sexual, seu nível hormonal pode cair.

Procurar ajuda de um terapeuta ou grupo de apoio pode ser benéfico antes, durante e após o tratamento. Níveis elevados de testosterona são benéficos.

TESTOSTERONA... O QUE É?

Os testículos dos machos e os ovários e glândulas supra-renais das fêmeas são os principais locais de produção de testosterona. Este hormônio desempenha um papel fundamental na formação do físico e da personalidade masculina. Os níveis de testosterona nas mulheres são significativamente mais baixos. A produção de testosterona aumenta em um fator de 30 entre a puberdade e o início da idade adulta. Declínios anuais normais ocorrem após o início da idade adulta. Após os 30 anos, você pode experimentar uma perda de um por cento na capacidade física.

ENTRE AS MUITAS FUNÇÕES IMPORTANTES DA TESTOSTERONA ESTÃO

ossos e músculos

Pêlos do corpo humano, incluindo pêlos pubianos e faciais

aprofundamento da voz por meios físicos

paixão por sexo

condição de mente e existência

habilidade com palavras e inteligência

Se você está preocupado com a baixa testosterona, marque uma consulta com seu médico. Como a testosterona reduzida é uma parte normal do envelhecimento, alguns sintomas, como perda de massa muscular, ganho de gordura corporal ou impotência, podem ser indicadores de outra coisa.

Se o seu médico diagnosticou você com baixos níveis de testosterona (também conhecido como hipogonadismo) ou medicamento de reposição de testosterona recomendado por outro motivo, aumentar seus níveis de testosterona pode ser do seu interesse. Aumentar seus níveis de testosterona pode não ter nenhum efeito perceptível se seus níveis já estiverem normais. Apenas homens com baixos níveis de testosterona foram estudados para os benefícios melhorados listados abaixo.

POR QUE É BENÉFICO ELEVAR OS NÍVEIS DE TESTOSTERONA

Forte sistema cardiovascular e sangue

O sangue rico em oxigênio bombeado por um coração forte permite que os músculos e órgãos do corpo funcionem da melhor maneira possível. A produção de hemácias na medula óssea é auxiliada pela testosterona. Numerosos problemas cardiovasculares têm sido relacionados a baixos níveis de testosterona.

existem evidências de que a terapia de reposição de testosterona ajuda com doenças cardiovasculares? Os resultados da pesquisa de uma fonte confiável são inconclusivos. A terapia com testosterona para homens com doença cardíaca resultou em melhorias modestas, de acordo com pequenos ensaios do início dos anos 2000. Algumas pessoas até triplicaram sua distância a pé anterior! Mais uma investigação descobriu que a terapia hormonal não fazia nada para aliviar a dor da angina, mas aumentava o diâmetro das artérias saudáveis.

Uma pesquisa recente envolvendo mais de 83.000 homens descobriu que os homens que tiveram seus níveis de testosterona normalizados reduziram o risco de ataque cardíaco em 24% e derrame em 36%.

GORDURA REDUZIDA, MASSA MUSCULAR AUMENTADA

O crescimento muscular é um fenômeno impulsionado pela testosterona. A atrofia muscular e o aumento da taxa metabólica se beneficiam de uma composição corporal mais magra. Estudos mostraram que o tratamento para baixos níveis de testosterona pode levar a uma redução na gordura corporal e a uma melhora na massa e força muscular nos homens. Alguns homens notaram uma alteração na massa corporal magra, mas nenhuma melhora na força. Combinar medicação de reposição de testosterona com levantamento de peso e atividade física é ideal.

MAIOR DENSIDADE ÓSSEA

A densidade mineral óssea é significativamente influenciada pela testosterona. À medida que os homens envelhecem, seus níveis de testosterona diminuem naturalmente, o que tem um efeito negativo na densidade óssea. Há uma maior possibilidade de desenvolver fragilidade óssea e osteoporose como resultado disso. Os atletas se beneficiam de ter ossos fortes porque fornecem uma base estável para seus músculos e órgãos internos.

Desde que a dosagem seja alta o suficiente, a terapia com testosterona demonstrou promover a densidade óssea. Os aumentos da densidade óssea na coluna e nos quadris foram observados em ensaios clínicos que avaliaram a influência da testosterona na densidade óssea. Observou-se que a densidade mineral óssea aumenta com a testosterona em uma pesquisa separada comparando mulheres através da andropausa com homens. No entanto, não está claro se a testosterona pode ajudar a diminuir o risco de fratura.

Uma capacidade aumentada de memória verbal, percepção visual ou análise lógica

De acordo com estudos, os homens cuja proporção total de testosterona e estrogênio é maior também têm um risco menor de desenvolver a doença de Alzheimer. A testosterona tem sido associada a funções cognitivas aprimoradas como memória verbal e velocidade de processamento. Homens de 34 a 70 anos que receberam terapia com testosterona apresentaram memória espacial aprimorada.

LIBIDO FORTALECIDO

Quando um homem está sexualmente excitado e ativo, seus níveis de testosterona aumentam naturalmente. Homens que têm mais do hormônio testosterona tendem a se envolver em mais atividade sexual em geral. Para que os homens mais velhos mantenham sua libido e ereções, eles precisam ingerir mais testosterona. No entanto, deve-se notar que os baixos níveis de testosterona nem sempre são a causa da disfunção erétil.

Pesquisas sugerem que a terapia com testosterona pode melhorar a saúde e a função sexual. A pesquisa também indica que há um limite superior para os níveis de testosterona além do qual nenhuma reação adicional é mostrada. Aumentar os níveis de testosterona pode não melhorar a libido em caras que não têm hipogonadismo.

ESPÍRITOS ELEVADOS

A qualidade de vida diminui com a diminuição dos níveis de testosterona. Baixas quantidades de testosterona podem causar uma variedade de emoções e comportamentos negativos, como depressão, exaustão e irritabilidade. No entanto, há evidências de alguns estudos que sugerem que isso é aplicável apenas a homens com hipogonadismo. Aqueles homens cujos corpos naturalmente reduzem os níveis de testosterona não mostraram nenhum sinal de aumento da depressão.

A terapia de reposição com testosterona pode ter resultados emocionais variados. O tratamento de origem para hipogonadismo em homens levou a mais felicidade, menos fadiga e menos irritação. Além de sua potencial eficácia como tratamento psiquiátrico, esse método mostrou-se promissor em estudos como antidepressivo.

OS PERIGOS DA TERAPIA DE REPOSIÇÃO DE TESTOSTERONA.

As terapias de testosterona prescritas incluem géis, adesivos de pele e injeções. Cada um pode produzir alguns efeitos indesejáveis em algumas pessoas. É possível que os adesivos causem irritação na pele. Receber uma injeção intramuscular pode afetar sua disposição. Não permita que outra pessoa use o gel depois de ter experimentado você mesmo.

Estas são algumas das possíveis consequências negativas da terapia de reposição de testosterona

agravamento da acne

Para manter os fluidos

a necessidade de urinar com mais frequência

aumento do busto

contagem de esperma reduzida

Número reduzido de espermatozóides

a agressão aumentou

Em homens que tiveram câncer de mama ou próstata, a terapia com testosterona não é recomendada. O uso de tratamento de reposição de testosterona também tem sido associado a um agravamento da apneia do sono em adultos mais velhos.

VOCÊ ESTÁ PENSANDO EM FAZER INJEÇÕES DE TESTOSTERONA

Se seus níveis estiverem dentro da faixa normal, o tratamento não é necessário. Homens com baixos níveis de testosterona podem se beneficiar muito da terapia de reposição de testosterona. Você nunca deve obter testosterona sem ordem médica. Se você está preocupado que seus níveis de testosterona estão muito baixos, é importante consultar um médico. Os níveis de testosterona podem ser medidos usando um exame de sangue, que também pode revelar outros problemas de saúde.

Tanto os profissionais médicos quanto os acadêmicos estão divididos sobre se o tratamento de reposição de testosterona realmente funciona ou não. O consenso entre os especialistas sugere que os resultados dos estudos são inconsistentes para a maioria das doenças.

A saúde ideal e o sucesso da terapia com testosterona dependem de uma dieta equilibrada e exercícios regulares. Sugere-se fazer um check-up de acompanhamento e monitoramento.

Capítulo 4

ERA

ALTERAÇÕES RELACIONADAS NA TESTOSTERONA

Em ambos os sexos, a testosterona atua como um hormônio potente. Entre seus muitos benefícios está a capacidade de moderar o desejo sexual, gerenciar a produção de esperma, construir massa muscular e aumentar a vitalidade. A hostilidade humana e a competitividade são apenas dois comportamentos que podem ser influenciados por isso.

A produção de testosterona diminui naturalmente com a idade. Isso pode ter uma ampla gama de efeitos colaterais, incluindo diminuição do desejo sexual. A diminuição da testosterona é um aspecto normal do processo de envelhecimento, apesar de poder causar preocupação.

QUANTIDADES NORMAIS DE TESTOSTERONA

A saúde da tireoide, a disponibilidade de proteínas e outros fatores influenciam o que constitui um nível "normal" ou "saudável" de testosterona no sangue.

Para ser considerado normal, o nível de testosterona de um homem deve ser de pelo menos 300 ng/dL, conforme declarado pela American Urological Association (AUA) em seu conjunto mais recente de diretrizes. Nos homens, a testosterona baixa é definida como uma concentração sérica inferior a 300 ng/dL.

À medida que um homem entra na idade adulta, seus níveis de testosterona aumentam até os 18 ou 19 anos e depois diminuem gradualmente.

ANTES DO NASCIMENTO

Durante a gravidez, a testosterona é essencial para o crescimento e desenvolvimento fetal saudável. A maturação do sistema reprodutor masculino está sob seu olhar atento.

Uma pesquisa com 60 crianças sugere que os níveis pré-natais de testosterona também podem influenciar o equilíbrio da atividade entre os hemisférios direito e esquerdo do cérebro.

O desenvolvimento do cérebro fetal depende dos níveis de testosterona permanecerem dentro de uma faixa relativamente restrita. Quantidades intensas de testosterona durante a gravidez têm sido relacionadas ao autismo.

DA PRIMEIRA IDADE AO FIM DA ADOLESCÊNCIA

Os níveis máximos de testosterona ocorrem entre a puberdade e o início da idade adulta.

É durante a puberdade que a testosterona e outros andrógenos se manifestam fisicamente em homens jovens. Quando um menino faz a transição para a masculinidade, ele desenvolve uma voz mais profunda, ombros mais largos e traços mais quadrados.

ADULTO

Após os 30 anos, os níveis de testosterona de um homem podem cair cerca de 1% ao ano.

Os ovários são o principal local de produção de testosterona em mulheres na pré-menopausa. Após a menopausa, que normalmente começa entre as idades de 45 e 55 anos, os níveis caem.

SINTOMAS DE DEFICIÊNCIA HORMONAL MASCULINA

A quantidade de testosterona em seu sistema pode ser determinada com um exame de sangue.

No entanto, baixos níveis de testosterona também podem ser resultado de distúrbios médicos presentes desde o nascimento. Ter um nível baixo de testosterona é possível se seus testículos ou ovários, os órgãos responsáveis pela produção do hormônio, foram danificados por uma doença.

O envelhecimento pode causar um declínio nos níveis. Por outro lado, a América tem seus próprios problemas. O FDA recomenda contra o tratamento de reposição de testosterona (TRT) para níveis baixos devido ao envelhecimento.

ALTERAÇÕES NA FUNÇÃO SEXUAL PODEM OCORRER QUANDO OS NÍVEIS DE TESTOSTERONA ESTÃO MUITO BAIXOS

baixa libido ou falta de desejo sexual

número reduzido de 'atos de virilidade'

impotência

Prejuízo da capacidade de obter ou manter uma ereção (DE)

infertilidade

SINTOMAS ADICIONAIS DE NÍVEIS BAIXOS DE TESTOSTERONA SÃO

alterações na forma como se dorme

Problema de foco

falha em inspirar ação

massa muscular e potência esgotadas

perda de massa óssea

a condição de ter seios masculinos extraordinariamente grandes

depressão

fadiga

Você deve ser verificado quanto a baixos níveis de testosterona se suspeitar que pode tê-los.

RELAÇÕES ENTRE MULHERES E TESTOSTERONA

Embora a testosterona seja principalmente um hormônio masculino, é essencial para ambos os sexos. Menos testosterona está presente nas mulheres do que nos homens.

Depois que uma mulher atinge a menopausa, seus níveis de estrogênio começam a diminuir. Isso pode causar um pequeno aumento em seus níveis de andrógenos (hormônios masculinos). Os níveis de testosterona também podem ser afetados por doenças como a síndrome dos ovários policísticos (SOP).

NAS MULHERES, NÍVEIS ALTOS DE TESTOSTERONA NO SANGUE PODE LEVAR A

queda de cabelo no couro cabeludo

acne

interrupções ou ausências do período

desenvolvimento de uma barba ou bigode

infertilidade

A infertilidade é outro resultado potencial da baixa testosterona em mulheres, seguindo os ossos quebradiços e a falta de interesse na atividade sexual.

DIAGNÓSTICO E TESTE

A testosterona baixa é melhor diagnosticada com uma visita ao médico para um exame físico e algum exame de sangue.

Seu médico avaliará sua saúde geral e maturidade sexual. Recomenda-se tirar a amostra de sangue antes das 10h, pois os níveis de testosterona tendem a ser mais altos logo pela manhã. com machos mais jovens. Até as 14h, homens com mais de 45 anos podem fazer o teste. enquanto ainda obtém resultados confiáveis.

Os riscos associados ao exame de sangue são baixos, mas podem incluir sangramento, desconforto no local da injeção ou infecção.

IMPLICAÇÕES DE TESTOSTERONA EXCESSIVA OU INSUFICIENTE

Sinais de baixa testosterona podem ser apenas parte do envelhecimento, mas também podem indicar algo mais sério. Aqui estão alguns deles

reação à medicação

Distúrbios da glândula tireóide

depressão

beber pesado

Níveis reduzidos de testosterona podem resultar de vários fatores, incluindo, mas não limitado a,

câncer de testículo ou ovário

ineficácia dos testículos

baixa produção de hormônio das gônadas, muitas vezes conhecido como hipogonadismo.

Desenvolvimento sexual imaturo

condição que dura muito tempo, como diabetes ou doença renal

gordura extrema

tratamento de radiação ou quimioterapia

Uso de opióides

defeitos congênitos que podem ser rastreados até um gene defeituoso, como a síndrome de Klinefelter

Altas quantidades de testosterona podem resultar de

SOP

CAH é uma condição que afeta as mulheres desde o nascimento.

cânceres das glândulas supra-renais ou gônadas

Leve embora

seu médico pode recomendar trt se achar que seus níveis de testosterona estão muito baixos. formas de testosterona incluem

a administração de um tiro

um band-aid

Gel tópico para a pele

gel inserido nas passagens nasais

pellets que são inseridos cirurgicamente sob ele pele

Vários medicamentos estão disponíveis para o tratamento de níveis elevados de testosterona em mulheres.

métodos de contracepção administrados por via oral

ESPIRONOLACTONE
ALDACTONE

A preocupação com a diminuição dos níveis de testosterona é natural. Isso, no entanto, é esperado como uma consequência natural do envelhecimento. Se você estiver preocupado ou apresentando sintomas incomuns, é importante agendar uma consulta com seu médico.

capítulo 5

MÉTODOS COMPROVADOS PARA AUMENTAR A TESTOSTERONA NATURALMENTE

O hormônio testosterona afeta tudo, desde o desempenho sexual até a probabilidade de contrair certas doenças. Descubra como métodos naturais, como levantamento de peso, podem ajudá-lo a aumentar seus níveis de testosterona.

O principal hormônio androgênico nos homens é a testosterona. Alguns níveis de traços também estão presentes em pessoas que foram designadas do sexo feminino no nascimento.

Os testículos e ovários são os principais órgãos responsáveis pela produção desse hormônio esteróide. Pequenas quantidades também são produzidas pelas glândulas supra-renais.

TER UMA BOA NOITE DE DESCANSO

A falta de sono tem sido associada à diminuição dos níveis de testosterona e outros hormônios e substâncias essenciais.

Homens que não dormem o suficiente podem ter um declínio na testosterona, de acordo com uma pesquisa da University of Source.

Depois de 10 homens saudáveis, todos com aproximadamente 24 anos, passarem 1 semana dormindo 8 horas por noite em casa, eles passaram as 11 noites seguintes em um laboratório. Nas primeiras três noites, eles dormiram uma noite inteira de 10 horas, mas nas oito seguintes foram forçados a limitar o sono a apenas cinco.

Na noite anterior à restrição de sono de 10 horas, os médicos monitoravam o sangue a cada 15 a 30 minutos.

A privação do sono por apenas uma semana reduziu os níveis de testosterona durante o dia em até 15%, de acordo com o estudo. Em contraste, os níveis de testosterona diminuem gradualmente com a idade a uma taxa de apenas 2% a cada ano em adultos saudáveis.

Tornar o sono uma prioridade pode ajudar a manter os níveis de testosterona. Dormir pelo menos sete ou oito horas por noite deve ser uma meta diária. As dificuldades do sono devem ser discutidas com um profissional médico.

COMER BEM REQUER DISCIPLINA

A alimentação saudável é conhecida há muito tempo por ser fundamental para manter os níveis de testosterona e a saúde geral em níveis ideais. Uma fonte de relatório sugere que baixos níveis de testosterona e excesso de peso podem contribuir para uma série de doenças inflamatórias e diminuição da função cerebral.

Os níveis hormonais mostraram-se perturbados pela alimentação excessiva e dieta ioiô . As pessoas que praticam atividades físicas extenuantes, como esportes, são mais propensas a notar esse efeito.

Uma dieta rica em alimentos integrais e fornece um bom equilíbrio de gorduras, carboidratos e proteínas é ideal. Manter um equilíbrio hormonal saudável é apenas mais um benefício de comer uma dieta equilibrada e nutritiva que pode ajudá-lo a viver uma vida longa e feliz.

PERDER PESO

Os níveis de testosterona de homens com excesso de peso demonstraram ser mais baixos. Um estudo publicado na Clinical Endocrinology Source descobriu que os níveis de testosterona eram até 50% mais baixos em homens com sobrepeso de 14 a 20 anos em comparação com homens magros da mesma idade.

CONTINUE SE MOVENDO

Os pesquisadores descobriram que quanto mais fisicamente ativa uma pessoa era, maiores eram seus níveis de testosterona.

Segundo a fonte, é preferível aumentar os níveis de testosterona com o aumento da atividade física do que apenas com a perda de peso.

Atividade extrema, no entanto, pode reduzir os níveis de testosterona, portanto, a moderação é fundamental.

De fato, o mesmo estudo sugeriu que baixos níveis de testosterona podem ser um problema para corredores de longa distância. Os autores do estudo argumentaram que baixos níveis de energia e má nutrição podem ser os culpados.

VENCER O ESTRESSE

O estresse prolongado ou persistente é prejudicial e pode causar uma variedade de problemas de saúde.

O cortisol, que é aumentado pelo estresse, regula muitas funções corporais, desde o sistema imunológico até o gasto de energia.

Altos níveis de cortisol suprimem a testosterona. De acordo com o estudo citado, os níveis de testosterona masculina flutuam de forma irregular quando os homens experimentam estresse.

Ao longo de dois meses que antecederam seus exames finais, 58 estudantes de medicina do sexo masculino e feminino preencheram questionários e forneceram amostras de saliva durante o estresse do exame.

Os níveis de testosterona salivar aumentaram significativamente nos homens do estudo quando estavam estressados com os exames, mas caíram significativamente nas mulheres.

Os pesquisadores especulam que as disparidades entre os sexos podem ser explicadas pelo fato de que os participantes masculinos do estudo tiveram uma reação de estresse mais agressiva, emocionalmente inibida e ruminativa.

ADITIVOS ALIMENTARES E VITAMINAS

vitamina D tem sido associada a melhores níveis de testosterona e à correção da deficiência de vitamina D, de acordo com pesquisa publicada no Journal of Hormone Source.

Os níveis de vitamina D também podem ser mantidos expondo-se à luz solar por pelo menos 15 minutos todos os dias. Salmão e outros peixes gordurosos, bem como leite fortificado e produtos de cereais, são boas fontes alimentares de vitamina D.

DHEA dehidroepiandrosterona é um hormônio envolvido na criação de testosterona e outros hormônios que regulam a gordura corporal. Os níveis de DHEA, como os níveis de testosterona, diminuem com a idade. Em um experimento, homens mais velhos receberam suplementos de DHEA. Mudanças positivas na composição corporal, embora leves, foram observadas após a ingestão dos suplementos, de acordo com o estudo.

Comer peixe e linhaça, que são ricos em gorduras saudáveis, pode melhorar a capacidade do seu corpo de usar o DHEA que ele cria.

Se um déficit de magnésio é o culpado pelos baixos níveis de testosterona, o uso de suplementos de magnésio pode ajudar a restaurar os níveis normais.

Tomar suplementos por pelo menos um mês demonstrou ter o potencial de aumentar os níveis de testosterona em todas as pessoas, de acordo com um estudo publicado na revista Biological Trace Element Research. De acordo com o estudo, aqueles que se exercitam regularmente veem um aumento maior na testosterona do que seus colegas menos ativos.

Tal como acontece com o magnésio, a insuficiência de zinco pode contribuir para a redução da testosterona. Um estudo 2 com resultados confiáveis descobriu que a suplementação com zinco por 4 semanas evitou uma queda nos níveis de testosterona em homens sedentários que se exercitavam.

As deficiências de magnésio e zinco, por outro lado, podem ser tratadas com alimentos. Alimentos ricos em magnésio incluem grãos integrais e folhas verdes escuras. Verduras escuras, sementes de linho e sementes de abóbora são outras boas fontes de zinco.

A creatina é amplamente conhecida por aumentar os níveis de testosterona de forma confiável e modesta. Em um estudo realizado em 2006, a Source descobriu que, após a suplementação com creatina por pelo menos 10 semanas, os jogadores de futebol universitário viram níveis aumentados de testosterona. O salmão, atum e carne ricos em proteínas contêm creatina naturalmente.

AVALIAÇÃO DE MEDICAMENTOS DE PRESCRIÇÃO

Embora existam muitos problemas que podem ser resolvidos com o uso de medicamentos prescritos, a baixa testosterona é um efeito colateral comum.

Uma fonte de pesquisa sugere que as estatinas, um tipo de medicamento para baixar o colesterol, também podem funcionar em parte diminuindo os níveis de testosterona no corpo.

Qualquer pessoa que sinta que a baixa testosterona está ligada a medicamentos prescritos deve levar essas preocupações ao conhecimento do médico.

FIQUE LONGE DE ÁLCOOL E DROGAS

A baixa testosterona tem sido associada ao abuso de substâncias.

Os Institutos Nacionais de Saúde relatam que o consumo de álcool pode interromper a função dos testículos e outros órgãos reprodutivos nos homens.

Além disso, os efeitos do álcool no corpo, como a produção de reações hormonais e danos às células, podem levar à redução dos níveis de testosterona.

ALIMENTOS POSSÍVEIS PARA AUMENTAR A TESTOSTERONA

A baixa testosterona é comum à medida que as pessoas envelhecem, mas também pode ser causada por certos medicamentos, gordura corporal elevada e certos distúrbios de saúde.

O hipogonadismo, muitas vezes conhecido como T baixo ou testosterona baixa, é diagnosticado quando os níveis séricos de testosterona estão abaixo de 300 ng/dL. A terapia de reposição com testosterona é uma opção médica para homens com baixa testosterona.

O hipogonadismo afeta uma grande porcentagem da população. Aproximadamente 40% dos homens com mais de 45 anos e 50% dos homens com mais de 80 anos são diagnosticados como hipogonadais.

Manter seus níveis de testosterona no pico requer um compromisso com um estilo de vida saudável, que inclui comer bem. Dietas pesadas em alimentos ultraprocessados e pobres em alimentos ricos em nutrientes têm sido associadas em algumas pesquisas a níveis mais baixos de testosterona.

Se o seu médico lhe disser que seus níveis de testosterona estão baixos, faça o que eles dizem. Além disso, sua dieta pode se beneficiar de um aumento nos tipos de alimentos ricos em nutrientes necessários para manter os níveis de testosterona normais.

ESPÉCIES DE PEIXES ELEVADOS EM GORDURA SATURADA

Vitamina D, zinco e ácidos graxos ômega-3 são essenciais para a função hormonal adequada, e peixes gordurosos como salmão e sardinha são uma ótima fonte de todos os três.

Embora estudos tenham mostrado que consumir alimentos ricos em gordura, como frituras, pode causar baixos níveis de testosterona em alguns homens, estudos também mostraram que dietas com baixo teor de gordura podem ser prejudiciais para os níveis de testosterona.

Os níveis de testosterona dos homens que seguiram dietas com baixo teor de gordura mostraram-se mais baixos do que aqueles que seguiram dietas com alto teor de gordura, de acordo com uma meta-análise de seis pesquisas.

Os pesquisadores disseram que são necessários mais estudos de alta qualidade para compreender completamente essa associação .

Independentemente disso, é provável que seja bom para sua saúde incluir a saúde hormonal para adicionar fontes saudáveis de gordura, como peixes gordurosos, à sua dieta.

Além disso, o zinco, a vitamina D e a proteína encontrados em peixes gordurosos são componentes essenciais para a função normal da testosterona.

Os cientistas mostraram que os níveis de testosterona geralmente são mais baixos em homens com baixos níveis de vitamina D. Como a vitamina D é crucial para a saúde reprodutiva dos homens, esse é o caso.

ESSES VERDES FOLHOSOS ESCUROS

O magnésio, um mineral vital para manter os níveis ideais de testosterona, especialmente em homens mais velhos, é abundante em folhas verdes escuras.

Alguns pesquisadores acreditam que, como o magnésio reduz o estresse oxidativo, sua presença no corpo causa mais bioatividade da testosterona. Um estado de estresse oxidativo ocorre quando as defesas antioxidantes do corpo são sobrecarregadas pelos radicais livres do corpo.

Nutrientes que combatem o estresse oxidativo e a inflamação podem ajudar a manter os níveis de testosterona estáveis.

Um estudo mais antigo, incluindo homens com 65 anos ou mais, indicou que aqueles cujos níveis de magnésio no sangue eram maiores também tinham níveis mais altos de testosterona.

Além disso, um estudo em homens taiwaneses conectou baixos níveis de testosterona à falta de consumo de vegetais verdes folhosos.

Portanto, consumir mais vegetais ricos em magnésio, como espinafre, couve e couve, pode ajudar a manter os níveis normais de testosterona.

PRODUTOS DE CHOCOLATE

Antioxidantes de magnésio e flavonóides, encontrados em abundância em produtos de cacau, como cacau em pó e nibs de cacau, são cruciais para a produção de testosterona.

Os flavonóides são substâncias químicas encontradas em plantas que possuem fortes ações antioxidantes e anti-inflamatórias.

Os flavonóides do cacau, como a quercetina e a apigenina, têm sido associados a um aumento na produção de testosterona por um tipo de célula testicular chamada célula de Leydig.

Os melhores produtos de cacau para comprar são aqueles que não têm adição de açúcar ou muito pouco açúcar adicionado. Se você está procurando uma alternativa saudável ao chocolate comum, experimente cacau em pó, nibs de cacau ou chocolate amargo com baixo teor de açúcar.

ABACATE

A gordura saudável, como a encontrada nos abacates, desempenha um papel na manutenção dos hormônios equilibrados. Além disso, os abacates são ricos em magnésio e um mineral chamado boro, os quais podem melhorar os níveis de testosterona.

O boro, um mineral comum, demonstrou afetar o metabolismo da testosterona e fornecer proteção contra a degradação da testosterona no corpo.

Os resultados das investigações sobre os efeitos de altas quantidades suplementares de boro nos níveis de testosterona são inconsistentes. Os efeitos dos suplementos de boro nos níveis de testosterona precisam de mais estudos.

Não há consenso sobre se o uso de suplementos de boro aumentará os níveis de testosterona, mas incluir alimentos como abacate em sua dieta pode ajudá-lo a obter o mineral necessário e a manter seus níveis de testosterona estáveis.

OVOS

A gema de ovo é uma excelente fonte de proteína, gordura saudável e do mineral antioxidante selênio.

Algumas pesquisas in vitro e em animais sugerem que o selênio pode estimular a expressão de genes específicos e as vias correspondentes, aumentando assim a síntese de testosterona.

Os níveis de testosterona também são mais altos naqueles com níveis adequados de selênio no sangue, de acordo com várias pesquisas em humanos e animais.

Para tirar conclusões firmes sobre o impacto do selênio na testosterona, no entanto, são necessárias mais pesquisas, principalmente em humanos.

A menos que você tenha alergia a ovo, você deve incorporar ovos em sua dieta se não estiver fazendo isso no momento. Não se esqueça de que as gemas dos ovos são onde a maioria dos nutrientes benéficos são encontrados, tornando os ovos inteiros muito mais benéficos do que apenas os brancos.

ROMÃS, CEREJAS E BAGAS

Antioxidantes flavonóides, que são abundantes em bagas, cerejas e romãs, demonstraram proteger as células produtoras de testosterona contra danos e aumentar a produção de testosterona.

A suplementação com suco de romã elevou os níveis de testosterona e protegeu as células de Leydig (responsáveis pela produção de testosterona) de danos, de acordo com um estudo mais antigo em ratos.

Se ou se as romãs ou seu suco têm efeito sobre os níveis de testosterona requer mais pesquisas em humanos.

Alimentos anti-inflamatórios, incluindo romãs, frutas vermelhas e cerejas, podem proteger contra os efeitos da inflamação induzida pela obesidade na redução da testosterona.

A saúde hormonal pode se beneficiar de uma dieta rica em alimentos ricos em antioxidantes, como essas frutas.

MARISCO

Ostras, mariscos e outros mariscos podem ajudar a manter os níveis de testosterona em um nível saudável, pois são ricos em zinco, selênio e ácidos graxos ômega-3.

A falta de zinco, que desempenha um papel essencial na saúde reprodutiva, pode levar ao hipogonadismo.

Também foi demonstrado que comprimidos de zinco em altas doses podem ajudar homens que sofrem de hipogonadismo. Mesmo assim, os suplementos de zinco geralmente não são defendidos como uma solução única para o hipogonadismo.

Mas comer alimentos ricos em minerais como zinco, selênio e gorduras ômega-3, que são todos necessários para manter níveis saudáveis de testosterona, pode aumentar a saúde hormonal.

Capítulo 6

ALIMENTOS QUE SÃO BAIXOS EM TESTOSTERONA

Há evidências de que consumir soja, laticínios e certas gorduras pode reduzir os níveis de testosterona.

Normalizar o peso e praticar atividade física regular são duas maneiras naturais de aumentar os níveis de testosterona.

A dieta de uma pessoa pode afetar mais do que apenas sua cintura. Os nutrientes nos alimentos fornecem energia para as células do corpo e podem ter um efeito sobre hormônios como a testosterona.

Alguns alimentos, quando consumidos em grandes quantidades, podem perturbar o equilíbrio hormonal do corpo ou dificultar o uso adequado dos hormônios.

ALIMENTOS POTENCIALMENTE BAIXOS PARA REDUÇÃO DE TESTOSTERONA

Os níveis de testosterona podem cair como resultado do consumo de soja ou do consumo de álcool.

A testosterona é um importante hormônio sexual. A testosterona é um hormônio essencial para homens e mulheres. Ganhos de força, densidade óssea e densidade capilar são auxiliados pela testosterona, e o hormônio também afeta a ovulação e a gravidez.

Os níveis normais de testosterona são mantidos através da regulação eficiente dos hormônios do corpo.

No entanto, o equilíbrio hormonal pode ser interrompido pela ingestão de certos alimentos. Para aqueles que estão preocupados com seus níveis de testosterona, evitar as seguintes refeições pode ser uma boa ideia.

SOJA E SEUS SUBPRODUTOS

Os fitoestrogênios podem ser encontrados em produtos de soja, como tofu, edamame e isolados de proteína de soja. Esses produtos químicos imitam a ação do estrogênio endógeno devido às suas semelhanças estruturais.

Apesar da extensa investigação, os pesquisadores reconhecem que algumas questões permanecem sobre a soja, de acordo com um estudo publicado na Medical Science Source.

De acordo com o relatório, os pesquisadores não conseguiram estabelecer uma ligação entre o consumo de soja e as alterações nos níveis séricos de testosterona ou estrogênio. No entanto, outro estudo descobriu que, se os homens parassem de consumir soja, a dor nos seios e os níveis hormonais voltavam ao normal.

De acordo com os autores do estudo, os fitoestrógenos da soja podem ter efeitos fisiológicos sem causar o aumento habitual dos níveis de estrogênio.

Estudos mais rigorosos em ambos os sexos são necessários para determinar toda a gama de efeitos fisiológicos da soja.

LATICÍNIOS

É possível que muitos homens que desejam aumentar seus níveis de testosterona prefiram não consumir produtos lácteos. Talvez isso se deva à presença de hormônios sintéticos ou naturais em algumas variedades de leite de vaca, que podem afetar os níveis de testosterona.

O uso de soja na alimentação animal tem sido associado a níveis elevados de estrogênio no leite produzido a partir de vacas.

ÁLCOOL

Se você está preocupado com seus níveis de testosterona, você pode querer reduzir ou parar de beber completamente. Talvez isso seja mais verdadeiro para os homens do que para as mulheres.

Embora pesquisas preliminares sugiram que o consumo de álcool possa ter um efeito positivo nos níveis de testosterona em homens, são necessários estudos mais extensos para tirar conclusões firmes. Um estudo publicado na Current Drug Trusted Source descobriu que homens que bebem muito ou regularmente por longos períodos de tempo tinham níveis mais baixos do hormônio masculino testosterona.

De acordo com o relatório, os níveis de testosterona feminina aumentam após o consumo de álcool.

HORTELÃ

Os níveis de testosterona dos homens podem ser reduzidos pela hortelã, de acordo com a pesquisa.

Enquanto uma xícara de chá de hortelã-pimenta ou hortelã pode ajudá-lo a relaxar, o mentol na hortelã pode realmente diminuir sua testosterona.

Um estudo publicado na Advanced Pharmaceutical Source relata que o óleo essencial de hortelã foi usado para tratar a síndrome dos ovários policísticos (SOP) em ratas. O óleo essencial de hortelã foi encontrado para diminuir os níveis de testosterona nesses ratos.

A hortelã demonstrou reduzir os níveis de testosterona em mulheres com síndrome dos ovários policísticos, de acordo com uma revisão publicada na BMC Complementary & Alternative Source. Mas não há pesquisas de alta qualidade suficientes para apoiar o efeito geral da erva.

A maioria dos estudos nesta área envolve mulheres ou modelos animais. É importante estudar os efeitos da hortelã em ambos os sexos em estudos futuros.

SOBREMESAS ASSADOS E PÃO

Um estudo descobriu que homens em Taiwan com uma dieta rica em doces e assados tinham níveis de testosterona total significativamente mais baixos do que aqueles com uma dieta mais salgada . Outros contribuintes incluíram uma dieta pobre em vegetais verdes e rica em laticínios e refeições em restaurantes.

Os homens no relatório também tinham menor massa muscular e maiores porcentagens de gordura corporal.

GÊNERO GLYCYRRHIZA

Um artigo publicado na Integrative Medicine Research Source relata que a raiz de alcaçuz pode diminuir os níveis de testosterona em mulheres saudáveis antes e durante seus períodos. Os níveis de testosterona podem ser reduzidos tomando alcaçuz, de acordo com pesquisas com animais.

Para obter uma visão mais completa das ações do alcaçuz, pesquisas futuras devem examinar os impactos da erva em ambos os sexos.

GORDURAS QUE FAZEM BEM PARA VOCÊ

Os níveis de testosterona e a funcionalidade de uma pessoa também podem ser afetados pelo tipo de gordura que ingerem. Os níveis hormonais e a saúde testicular foram estudados em relação aos hábitos alimentares de homens jovens e saudáveis em um estudo publicado no Asian Journal of Andrology Source.

Eles descobriram que o consumo de gorduras trans estava associado a níveis reduzidos de testosterona. Os pesquisadores também descobriram que um excesso de ácidos graxos ômega-6 diminuiu o crescimento e a função testicular.

Por outro lado, obter ácidos graxos poliinsaturados ômega-3 suficientes pode ajudar seus testículos a crescer e funcionar melhor. Embora sejam necessárias mais pesquisas para validar esses resultados, os homens preocupados com seus níveis de testosterona podem optar por reduzir a ingestão de gorduras trans e aumentar a ingestão de gorduras ômega-6.

Capítulo 7

SUPLEMENTOS PARA AUMENTAR TESTOSTERONA

Seus níveis de testosterona podem ser aumentados tomando um dos vários suplementos. Os achados são inconclusivos. Seguem-se exemplos de tais ajudas

O ÁCIDO D-ASPARTIC

O aminoácido ácido D-aspártico ocorre no corpo humano. Os níveis de hormônio folículo-estimulante e hormônio luteinizante podem aumentar, de acordo com um estudo recente. Esses dois fatores podem trabalhar juntos para aumentar a produção de testosterona no corpo.

Um estudo posterior, no entanto, descobriu que 3 gramas de ácido D-aspártico não tiveram efeito sobre os níveis de testosterona. Os níveis foram realmente reduzidos tomando 6 gramas.

ZINCO

O elemento zinco é crucial para a função corporal adequada. Baixos níveis de testosterona têm sido associados à insuficiência de zinco. Os testículos podem produzir mais testosterona se os níveis de zinco estiverem altos. Em teoria, a suplementação de zinco por um longo período de tempo poderia aumentar os níveis de testosterona.

MAGNÉSIO

O magnésio suplementar demonstrou aumentar a testosterona livre e total. Os potenciais beneficiários incluem tanto os viciados em sofá quanto os atletas. Lembre-se de que as pessoas cujos níveis de testosterona aumentaram naturalmente durante o exercício experimentaram aumentos muito maiores.

VITAMINA D

Quando a pele é exposta ao sol, o corpo produz sua própria vitamina D. No entanto, a deficiência de vitamina D é possível em pessoas que não recebem luz solar suficiente. Os níveis de testosterona foram 20% mais altos no grupo que tomou 3300 UI de vitamina D diariamente em comparação com o grupo controle.

QUAIS AS ERVAS QUE MAIS AJUDAM A SUPORTAR A TESTOSTERONA

O hormônio masculino testosterona é crucial para o desempenho sexual. Auxilia no desenvolvimento de traços tipicamente masculinos e na manutenção da saúde masculina adulta. A libido, as proezas físicas, o estado mental e as perspectivas de um homem podem sofrer de baixos níveis de testosterona. Cerca de cinco milhões de homens nos Estados Unidos têm baixos níveis de testosterona, mas não estão sendo tratados para isso. Agora que existem tantos métodos eficazes para aumentar os níveis de testosterona, os homens que têm baixo T não precisam mais aceitar sua condição.

Níveis baixos de testosterona em homens podem ser normalizados com o uso de terapia de reposição de testosterona e itens que aumentam a testosterona, como algumas vitaminas e ervas naturais.

ERVAS QUE AUMENTAM A TESTOSTERONA DOS HOMENS NATURALMENTE

É possível aumentar a produção de testosterona com a ajuda de ervas. Numerosas fórmulas de ervas, incluindo ginseng, yohimbe, saw palmetto, urtigas, raiz de maca, catauba , Tribulus terrestris e picnogenol , são usadas para aumentar os níveis de testosterona nos homens. Essas fórmulas também aumentam a energia, resistência e resistência de um homem, bem como seu desejo sexual.

Atletas, levantadores de peso e fisiculturistas costumam elogiar os reforços naturais de testosterona por sua capacidade de ajudá-los a aumentar, emagrecer, definir e perder gordura indesejada. Converse com seu médico hormonal antes de iniciar o tratamento com baixo teor de T se os suplementos de testosterona fizerem parte do seu regime de saúde. Isso permitirá que seu médico os incorpore corretamente ao seu programa de TRH.

GINSENG

Por milhares de anos, o ginseng tem sido usado como parte da medicina tradicional chinesa. Curandeiros de todos os tipos e de todos os cantos do mundo agora recorrem ao ginseng por seus inúmeros benefícios terapêuticos. O ginseng é conhecido por seus efeitos estimulantes, incluindo aumento de energia e diminuição do estresse e fadiga, e por sua capacidade de melhorar o desempenho sexual. Várias variedades de ginseng estão disponíveis e todas são populares. Nos Estados Unidos, o ginseng é cultivado comercialmente em fazendas de ginseng, especificamente nas regiões montanhosas do país. As raízes secas do ginseng asiático são então transformadas em extratos, cápsulas, pílulas e chás. As terapias tópicas também podem ser administradas com preparações externas. Os ingredientes químicos ativos da raiz ajudam com coisas como disfunção erétil, hepatite C e aumento dos níveis de testosterona e resistência.

YOHIMBE

É a casca da árvore yohimbe na África Ocidental que é usada para fazer a erva yohimbe. A planta pode ser encontrada em comprimidos, pílulas e chás, e é usada para tratar disfunções sexuais, como afrodisíaco, para aumentar a testosterona, construir músculos, acalmar a ansiedade e ajudar na perda de peso. Yohimbe, quando aplicado topicamente, tem um efeito anestésico. A ioimba tem efeitos psicodélicos quando fumada. Seu uso não é isento de riscos, pois tem sido associado à ansiedade, hipertensão, dores de cabeça e insônia.

O TRIBULO DE TÉRMITAS

Tribulus terrestris tem uma longa história de uso como afrodisíaco e tônico de saúde geral na medicina ayurvédica. Hormônios luteinizantes (LH) aumentam a produção de testosterona, e o tribulus demonstrou aumentar os níveis de LH. Na medicina tradicional, a planta era usada para tratar uma variedade de doenças em toda a Europa, incluindo dores de cabeça, distúrbios mentais, constipação e disfunção erétil. A planta tem sido usada para tratar pressão alta, colesterol alto, doenças hepáticas e doenças cardiovasculares em várias culturas. Devido ao seu uso histórico e atual no aumento da testosterona e da massa muscular, a planta é frequentemente utilizada por atletas e fisiculturistas. Cabeça de cabra, ou caltrop, é uma planta que tende a aparecer em lugares estranhos, como ao longo da estrada ou em áreas desoladas. Cresce em cachos e produz touceiras verdes espinhosas nas pontas de seus muitos caules. Sul da Ásia, Europa, África, Austrália e Estados Unidos abrigam esta planta.

RAIZ DE MACA

Pimenta caiena, urtiga, catauba , gengibre, carao, epimedium (também conhecido como cabra com tesão) e folha de catauba

Os níveis de testosterona livre podem ser aumentados de uma maneira inovadora usando um extrato altamente concentrado da raiz de urtiga. Componentes da raiz de urtiga foram identificados por pesquisadores europeus para competir com a testosterona pela ligação ao SHBG, diminuindo assim a ligação do SHBG à testosterona livre.

A cataúba , uma árvore nativa da selva amazônica, é conhecida por aumentar os níveis de testosterona nos homens.

Para aumentar os níveis de testosterona, a raiz de maca inclui uma substância conhecida como isotiocianato de p-metoxibenzila.

As propriedades de aumento de testosterona do gengibre também ajudam a aumentar o fluxo sanguíneo para a área vaginal.

A erva daninha de cabra com tesão, também conhecida como epimedium , é usada para combater o cansaço e aumentar os níveis de testosterona.

A fruta da Costa Rica Caao é usada como tratamento para anemia e também aumenta os níveis de testosterona no corpo.

caiena aumenta a testosterona e ajuda na queima de gordura, fortalecendo o sistema cardiovascular, os vasos sanguíneos e o sistema nervoso.

L-ARGININA UM AMINOÁCIDO QUE AUMENTA A TESTOSTERONA

A L-Arginina melhora a força da ereção aumentando a testosterona e aumentando a síntese de óxido nítrico, que por sua vez promove o crescimento muscular e aumenta o fluxo sanguíneo para o tecido erétil no pênis, relaxando as paredes dos vasos sanguíneos.

OS NÍVEIS DE TESTOSTERONA PODEM SER AUMENTADOS PELO CONSUMO DE ZINCO E SELÊNIO

O zinco ajuda a normalizar os níveis de estrogênio, permitindo que o corpo dê mais atenção ao uso eficaz da testosterona. Doses de zinco na faixa de 15 a 25 mg por dia são recomendadas como suplementos diários. Como suplemento dietético, o selênio pode ajudar a aumentar os níveis de testosterona.

AUMENTANDO A TESTOSTERONA ATRAVÉS DA REDUÇÃO DE SHBG

Existem várias ervas que aumentam os níveis de testosterona e outras que estimulam a genitália trazendo mais sangue para o pênis. Para evitar que a testosterona seja ligada e usada pelo corpo, algumas pessoas reduzem os níveis de SHBG. Ao contrário dos aumentos na testosterona total, os potenciais efeitos colaterais negativos de aumentar a testosterona livre através da redução de SHBG são evitados. Embora o nível total de testosterona de um homem permaneça inalterado, a capacidade de seu corpo de usar esse hormônio aumentará.

A presença de globulina ligadora de hormônios sexuais está associada a humor deprimido, baixa libido, alto risco de doença cardiovascular e tônus muscular pobre.

Em particular, os Avenacosides podem ser encontrados na erva Avena Sativa (Extrato de Palha de Aveia). Da mesma forma, a Urtica dioica, às vezes conhecida como urtiga, provou diminuir tanto a SHBG quanto a prolactina, um hormônio produzido principalmente nas mulheres. A floresta amazônica é o habitat natural da erva Ptychopetalum . Muira Puama , que se traduz em "madeira de potência", é o nome indígena do gênero. Sessenta e dois por cento dos homens que tomaram Muira O extrato de Puama alegou um aumento no desejo sexual, enquanto cinquenta e um por cento dos participantes de um estudo de 1990 por Jacques Waynsberg no Instituto de Sexologia em Paris relataram um aumento em sua capacidade de ter uma ereção.

Os hormônios femininos prolactina e estrogênio podem ser reduzidos com a ajuda de certos medicamentos. A erva Mucuna Puriens (feijão de veludo) reduz os níveis de prolactina em mulheres cujos níveis de testosterona caíram porque aumenta o suprimento de L-dopa do cérebro, que é convertido em dopamina. Os níveis de hormônio luteinizante (LH) e testosterona são aumentados por Mucuna puriens , mas os níveis de prolactina são reduzidos. O estrogênio é crucial para os homens, pois ajuda na criação de esperma, preservação óssea, suporte do tecido adiposo e função cognitiva. Embora os homens exijam uma pequena quantidade de estrogênio para apoiar essas atividades vitais do corpo, há várias razões pelas quais os homens podem desenvolver excessos de estrogênio. Uma delas é que a aromatase, uma enzima presente na maioria das membranas celulares, converte a testosterona em estrogênio. A produção da enzima aromatase de um homem aumentará junto com seus níveis de estrogênio se cle tiver uma porcentagem maior de gordura corporal. Os níveis de testosterona de um homem cairão naturalmente se seus níveis de estrogênio estiverem elevados. Portanto, reduzir a gordura corporal geral e os níveis de estrogênio é fundamental para proteger os altos níveis de testosterona.

Se o seu médico prescrever um programa de Terapia de Reposição de Testosterona, diminuir o SHBG para liberar a testosterona ligada é uma ótima maneira de complementar a terapia.

capítulo 8

A

EFEITOS DO ÁLCOOL NA TESTOSTERONA

Beber muito álcool é ruim para sua saúde em praticamente todos os sentidos. Também é importante que seus hormônios sejam saudáveis.

O uso excessivo de álcool está associado a alterações temporárias e permanentes nos níveis de testosterona, entre outros hormônios.

O hormônio sexual masculino testosterona é o mais importante. É necessário para o desenvolvimento de músculos e ossos em meninos e homens, bem como para a produção de esperma.

Embora este artigo se concentre na testosterona na saúde dos homens, as mulheres também produzem uma pequena quantidade de testosterona em seus ovários. Quantidades diminuídas de testosterona em mulheres podem contribuir para baixo desejo sexual e ossos frágeis.

Se você quiser saber como beber afeta seus níveis de testosterona, continue lendo.

OS EFEITOS DO ÁLCOOL NA TESTOSTERONA

Os testículos, a glândula pituitária anterior e o hipotálamo têm um papel na geração de testosterona nos homens.

Seu hipotálamo libera um hormônio chamado hormônio liberador de gonadotrofina (GnRH), que funciona na glândula pituitária anterior.

Depois, sua glândula pituitária anterior secreta hormônio luteinizante (LH) e hormônio folículo-estimulante (FSH).

A testosterona é produzida pelos testículos em resposta ao hormônio luteinizante (LH) e ao hormônio folículo-estimulante (FSH).

O álcool pode afetar a produção de testosterona interagindo com todas as três glândulas.

O impacto a longo prazo do álcool na testosterona

A função testicular deficiente é mais comum em bebedores pesados do que em bebedores moderados.

Normalmente, considera-se que uma pessoa tem um problema de bebida pesada se consumir mais de 15 bebidas por semana (para homens) ou 8 bebidas por semana (para mulheres).

QUANDO OS HOMENS BEBEM EXCESSIVAMENTE, AUMENTAM O RISCO DE EXPERIMENTAR

baixa testosterona circulante

falta de desejo sexual

Acredita-se que as células em seus testículos chamadas células de Leydig podem ser danificadas pelo consumo regular de álcool. A secreção de LH, FSH e GnRH pode ser afetada pelo consumo de álcool.

Consumir álcool com moderação não parece afetar negativamente a fertilidade ou os níveis de testosterona nos homens.

O consumo moderado de álcool é comumente descrito como não mais do que uma bebida para mulheres ou duas bebidas para homens em um único dia.

CURTO PRAZO DO ÁLCOOL NA TESTOSTERONA

Supõe-se que o consumo agudo de álcool limite temporariamente a liberação de testosterona, influenciando o hipotálamo e a glândula pituitária.

Os níveis de testosterona podem começar a cair 30 minutos depois de beber, de acordo com o estudo citado.

Um estudo da Source examinou os níveis de testosterona em homens alcoólatras e não alcoólatras, dando ao primeiro o equivalente a um litro de uísque todos os dias durante 30 dias.

No final do mês, os níveis de testosterona dos homens saudáveis caíram para o mesmo nível que os dos homens alcoólatras.

O QUE ACONTECE COM SEU ESPERMA QUANDO VOCÊ BEBE

As células de Sertoli em seus testículos são afetadas negativamente pelo álcool. O desenvolvimento de espermatozóides maduros depende da presença dessas células.

A espermatogênese refere-se ao processo pelo qual os espermatozoides se desenvolvem. A testosterona e o hormônio folículo estimulante contribuem para a espermatogênese.

Se esses hormônios não estiverem equilibrados, a espermatogênese pode ser interrompida. Um baixo número de espermatozóides no sêmen é um possível resultado da parada espermatogênica, que é a interrupção do desenvolvimento normal do esperma.

Em comparação com homens sóbrios, bebedores pesados têm uma incidência 50% maior de parada espermatogênica.

Eles também descobriram que os testículos dos bebedores regulares eram menores do que os dos não-bebedores.

Beber pesado pode reduzir o volume de sêmen e alterar a forma do esperma, de acordo com uma pesquisa de 2017 envolvendo 16.395 homens saudáveis. Beber leve a moderado não teve influência discernível em nenhuma das variáveis.

Uma fonte de pesquisa envolvendo 8.344 homens saudáveis da Europa e dos Estados Unidos descobriu a mesma coisa sobre o uso moderado de álcool e a qualidade do esperma.

É do conhecimento geral que as mulheres grávidas não devem beber, mas novas evidências revelam que os pais que bebem muito antes da concepção também podem aumentar o risco de seus filhos nascerem com deficiência.

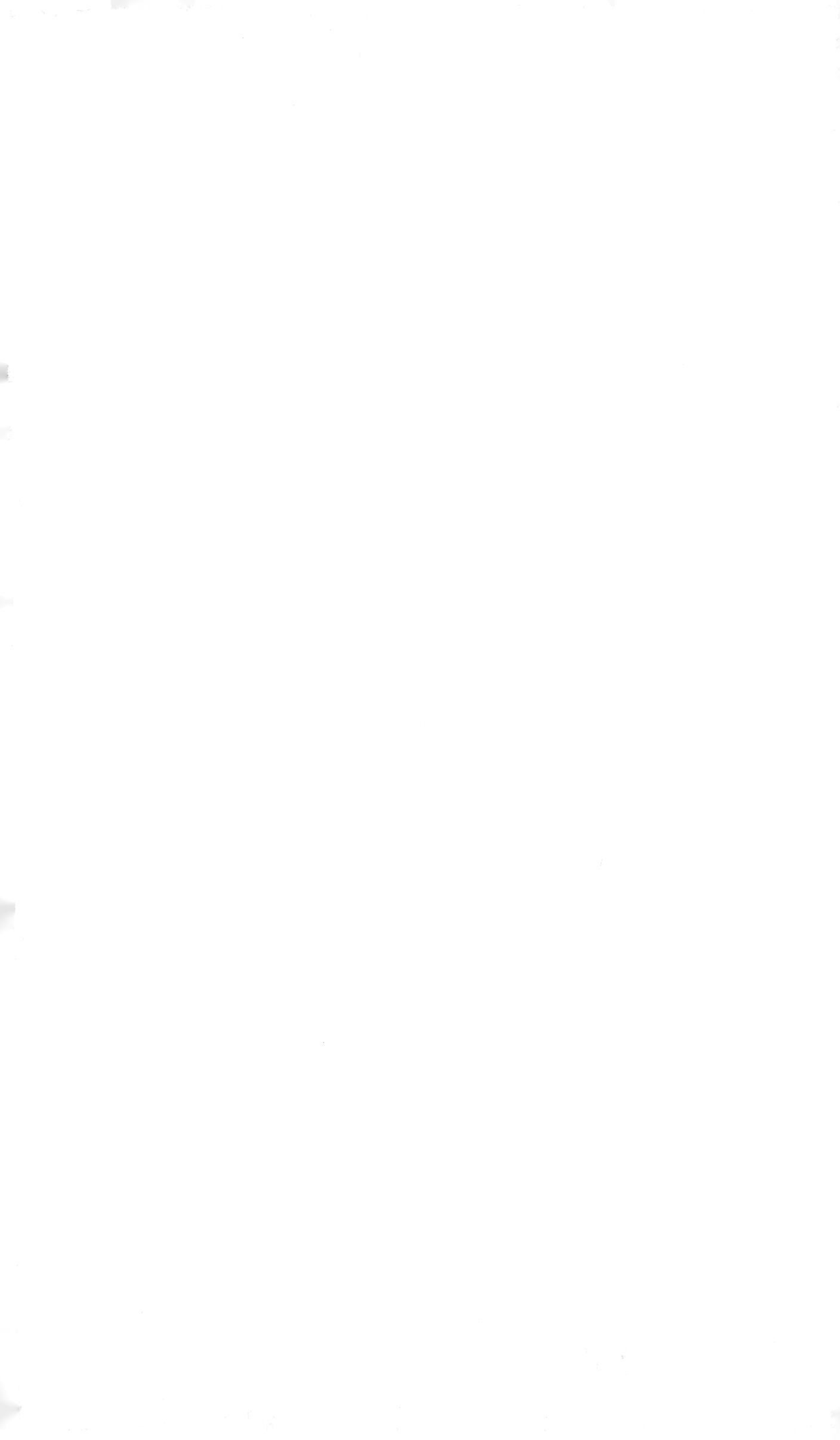